AF233891

LES DANGERS

DE

LA TUBERCULOSE DANS LES ÉTUDES

ET

LES MOYENS DE LA PRÉVENIR

CONFÉRENCE

faite au Palais de Justice, le 27 novembre 1902

PAR

Le Docteur E. CONTET

Médecin en chef du dispensaire antituberculeux des Batignolles,
Médecin de la Société de secours mutuels et de retraites pour les clercs de notaire,
Professeur à l'Association polytechnique

PARIS

A L'ADMINISTRATION

DU RÉPERTOIRE GÉNÉRAL PRATIQUE DU NOTARIAT

40, RUE D'ASSAS, 40

—

1903

LES DANGERS

DE

LA TUBERCULOSE DANS LES ÉTUDES

ET

LES MOYENS DE LA PRÉVENIR

Messieurs,

Vous allez me trouver bien audacieux de venir parler ici, en ce temple de l'éloquence, moi. homme à l'éducation purement scientifique ; nullement entraîné aux brillants développements de l'art oratoire et vous ne verrez, sans doute, en moi qu'un raseur à la parole inhabile, et au débit lent et monotone Ma seule excuse est de rêver de vous éviter des souffrances, vous aurez donc pour moi, j'espère. la plus extrême indulgence en raison du mobile qui me fait agir !

Mon intention première avait été d'appeler en quelque sorte « l'affaire Hygie contre Thémis » et de faire chambrer la deuxième de ces déesses, celle à laquelle vous avez voué votre existence, par la première, celle à laquelle je me suis consacré. Mais j'ai dû me rendre compte que, somme toute, ici, au Palais, elles ont ensemble des rapports relativement courtois, tandis que, au contraire, dans les études des divers ordres, leur antagonisme se manifeste d'une façon particulière, au point de devenir fort alarmant dans ses conséquences : c'est donc presque exclusivement, comme le titre de cette conférence l'indique, la lutte antituberculeuse dans les études que j'aurai en vue et ce n'est qu'incidemment que je parlerai de la manière dont cette lutte doit être envisagée au Palais

Avant de pénétrer dans le vif du sujet, je crois que vous me saurez gré de vous faire faire une rapide incursion dans l'étude générale de la tuberculose ; car il est, à mon sens, un certain nombre de points sur lesquels il est indispensable d'être instruit pour concevoir les précautions à prendre, pour en admettre l'utilité et pour en accepter l'application; il faut, si vous voulez me permettre une image. s'éclairer avant de chercher à se débrouiller dans les ténèbres ; il faut allumer sa lanterne.

Qu'est-ce d'abord que la tuberculose? Comment la définirons-nous?

Actuellement on désigne sous ce nom tous les troubles, organiques ou fonctionnels, dus à l'évolution d'un microbe spécial, dit *bacille de Koch*, du nom de celui qui l'a découvert.

En passant, je vous prie de remarquer que la notion de poumon n'entre pas dans cette définition : en effet, contrairement à ce que l'on croit trop souvent dans le monde, ce n'est pas une maladie exclusivement localisée à l'appareil respiratoire, car le bacille peut se fixer partout, y pulluler. y évoluer. y créer ses lésions caractéristiques (la cellule géante, le tubercule caséeux, la caverne, dont vous avez peut-être entendu parler); il peut, par exemple, attaquer les articulations : il donne alors naissance à la tumeur blanche dont la plus fréquente et la plus tristement connue est la coxalgie; dans les os, il cause certaines espèces de carie, parmi lesquelles je vous citerai le mal de Pott ou tuberculose de la colonne vertébrale; à la peau il donne le lupus; dans les méninges, il peut provoquer la terrible méningite de la base à laquelle tant d'enfants succombent...

Je passe nombre de ces localisations; d'ailleurs il est un fait certain, avéré, c'est que celle qui se fait sur l'appareil respiratoire est la plus fréquente de toutes, surtout à l'époque de la vie à laquelle vous êtes arrivés, d'où l'erreur populaire : je n'aurai donc guère en vue que la phtisie pulmonaire.

Le microbe propre à cette affection — le bacille de Koch, pour vous rappeler encore une fois un nom qui reviendra souvent au cours de cette causerie — se presente dans les tissus lésés, dans les crachats, dans les poussières, non pas sous une forme terrifiante comme celles sous lesquelles nos pères aimaient à figurer les miasmes et les virus qu'ils n'avaient jamais vus et qui n'existaient que dans leur imagination; ce monstre se réduit à un petit bâtonnet infiniment ténu, qui serait invisible sans le secours des plus forts grossissements de nos microscopes.

Il semble donc surprenant, au premier abord, de voir une particule aussi ridiculement réduite venir à bout du roi de la création; mais il n'y a, et il ne peut y avoir une telle contradiction et votre bon sens vous a déjà affirmé certainement qu'elle ne peut se montrer qu'à un observateur superficiel ou à un savant insuffisamment informé.

Si nous pénétrons, en effet, dans l'analyse intime de la structure de notre organisme, nous le trouvons composé d'une série innombrable de particules infiniment petites, dites cellules, dont chacune jouit d'une vie propre : c'est la réunion de ces vies élémentaires qui constitue la vie des animaux supérieurs, de l'homme en particulier. Eh bien. une étude approfondie, étude d'ailleurs fort intéressante, mais qui, malheureusement, nous entraînerait à de trop longues digressions, amène à cette conclusion que le microbe est lui aussi une cellule analogue — notez que je dis analogue et non pas identique — à la cellule organique. C'est cette unique cellule qui, comme cela se retrouve chez tous les êtres d'organisation inférieure, subvient à la fois à toutes les fonctions caractéristiques de la vie : mouvement, respiration, nutrition, reproduction; chez l'homme, au contraire, ces divers actes ne sont plus le fait d'une seule et unique cellule, mais d'agglomérations de cellules semblables formant des groupements spécialisés : il y a donc entre la cellule humaine et la cellule microbienne la même différence que l'on retrouve si l'on compare l'ouvrier du siecle dernier qui parachevait à lui seul un objet entier et l'ouvrier moderne qui applique la méthode de division du travail; un exemple me fera mieux comprendre : s'agissait-il de la fabrication d'une épingle, le même ouvrier étirait le métal, le trempait, le polissait, puis classait, empaquetait, étiquetait le produit de sa fabrication, aujourd'hui, au contraire, plusieurs ouvriers unissent leurs efforts, chacun se spécialisant et ayant des attributions distinctes : l'un travaille au laminoir, un autre s'occupe exclusivement de la trempe; un autre de l'empaquetage, etc ..

Eh bien, messieurs. l'ouvrier ancien, c'est l'equivalent de l'être monocellulaire, du microbe par exemple; tandis que l'ouvrier moderne est l'équivalent de la cellule de l'être pluri-cellulaire, de l'homme si vous voulez.

La conclusion à laquelle nous arrivons donc, en définitive, est que, dans la production de la maladie, de la tuberculose en particulier, c'est entre deux éléments de même ordre, de même nature que s'engage le combat . ce n'est donc pas à la lutte d'un géant contre un pygmée à laquelle nous avons affaire, mais à une lutte de pygmées !

Or, d'une façon absolument constante, les innombrables microbes qui nous environnent — les bacilles de Koch par exemple — tendent à pénétrer en nous, et souvent d'ailleurs y parviennent; mais nos vaillantes cellules — dont quelques-unes, celles que l'on appelle les globules blancs, sont spécialement destinées à assurer notre défense, formant une sorte de police ou d'armée permanente — nos cellules veillent et détruisent le plus souvent l'envahisseur avant qu'il ait eu le temps de nuire; mais parfois cette défense peut être moins efficace; il peut alors s'agir d'un ennemi doué d'une force excessive, d'une virulence extrême (pour employer une expression scientifique), c'est le cas le plus rare; le plus souvent il ne s'agit que d'une puissance relative, un microbe de force moyenne se trouvant en présence d'un organisme affaibli : c'est ce que vérifie l'observation de chaque jour.

Tout le monde. en effet, n'est pas atteint par la tuberculose. en dépit

de l'extrême abondance de son microbe et de sa présence constante en
énorme quantité dans tous les lieux habités; seuls certains individus
sont contaminés : et quels sont ces individus ?

Toujours ce sont des débilités — qu'ils en portent ou non les appa-
rences extérieures — les uns le sont de naissance, les autres du fait de
la misère, des excès, des intoxications et surtout de l'*intoxication
alcoolique* qui est la grande pourvoyeuse de la terrible affection dont
je parle; d'autres fois ce sont des convalescents, c'est-à-dire que ici
encore nous nous retrouvons en présence d'individus préalablement
intoxiqués, avec cette différence qu'il s'agit cette fois de l'action d'un
poison d'origine microbienne.

Deux faits sont donc particulièrement à mettre en relief dans la
genèse de cette maladie : sa nature microbienne d'une part, et, d'autre
part, à titre de cause prédisposante, tout ce qui peut affaiblir l'individu.
Par conséquent, pour lutter contre elle, il faut à la fois, connaître l'ennemi, le bacille, savoir où il est, comment il vit, se perpétue, se déve-
loppe, de façon à éviter ses atteintes et à opposer une barrière à la contagion et en outre il faut se mettre à l'abri de tout ce qui pourrait lui
préparer le terrain et faciliter son œuvre en affaiblissant les moyens de
défense, c'est-à-dire en transformant un sujet réfractaire en prédisposé.
En réalité, cela reviendrait à passer en revue toute l'hygiène, puisque
toutes les fautes contre elle peuvent conduire à la maladie, mais, comme
qui ne sut se borner ne sut jamais écrire — et peut-être encore moins
parler, — je me contenterai de traiter des points les plus importants.
de ceux sur lesquels il est indispensable d'avoir l'attention attirée et à
propos desquels l'ignorance est la plus dangereuse.

Messieurs, pour étudier les moyens d'éviter la contagion, il est utile
de revenir avec quelques détails sur le mode intime de propagation de
la tuberculose, car de cette étude découle évidemment toute la prophy-
laxie de cette redoutable maladie.

Considérée longtemps comme un simple mal de déchéance, comme
« un des moyens de sélection naturels destinés à éliminer ceux qui sont
faibles, imparfaits, et, par suite, inaptes à perpétuer la race humaine
dans son intégrité » (je viens de citer les propres paroles du professeur
Peter), la tuberculose est reconnue aujourd'hui infectieuse, comme
vous venez de le voir, et par suite contagieuse et inoculable. Or, des
trois voies qui s'offrent à l'entrée du germe de la contagion : la peau,
la muqueuse digestive, la muqueuse respiratoire, il n'est guère que la
dernière qui soit habituellement suivie; c'est, en effet, presque exclusivement par inhalation que l'on devient tuberculeux et cela cadre
tout a fait avec la localisation pulmonaire habituelle de cette affection

Je viens de dire que c'est par contagion et par voie respiratoire que
se prend la phtisie, mais ce n'est pas suffisant, il faut en outre un inter-

médiaire entre celui qui infecte et celui qui est infecté : cet intermédiaire, ce sont les déjections des malades et particulierement les *crachats*.

Mais le *crachat humide* tel qu'on le trouve, sa masse visqueuse accolée aux marches des escaliers ou aux pourtours des crachoirs, est peu nuisible : pour être dangereux il faudrait, en effet, qu'il soit porté directement, sur les téguments des individus sains, ce qui est rare; on a encore, il est vrai, incriminé les poussières liquides — les postillons du langage vulgaire — que certaines personnes projettent en parlant et surtout lors des accès de toux et d'éternuement, mais ce danger est bien faible, car la distance de projection est fort courte; ce n'est donc guère directement que poussieres liquides et crachats peuvent agir

Au contraire, quand il est désséché, le crachat possède au plus haut point sa puissance de nuire (car la dessiccation ne tue pas le microbe), il est alors finement divisé et par suite facilement transportable : le moindre coup de vent, le balayage, les vêtements entraînent ces poussières bacilliferes et les portent dans nos organes.

Défiez-vous donc, là où il y a des phtisiques (et où n'y en a-t-il pas?) de ces jolis nuages finement poudrés d'or qui flottent dans le sillon lumineux que laissent passer vos fenêtres : ils contiennent peut-être le germe de mort !

Et n'allez pas croire que ce que je vous avance soit une pure hypothèse ; je tiens, quand il s'agit d'une question d'importance aussi primordiale que celle du rôle des poussières, à vous donner tous les documents pour que vous puissiez juger et vous convaincre, et, entre mille faits expérimentaux, je vous citerai un des plus saisissants : au cours de recherches sur cette question, un savant français étendait un tapis à terre dans une chambre isolee, puis sur ce tapis il déposait des crachats de tuberculeux. Ensuite il plaçait, dans des cages, à differentes hauteurs, des cobayes. Tant que les crachats restèrent humides, les animaux continuèrent à se bien porter, mais quand ils furent bien desséchés, on vint balayer de temps à autre le tapis avec un balai dur de façon à soulever la poussière provenant de cette dessiccation : sur 48 cobayes qui avaient été déposés dans la chambre, 46 contractèrent la tuberculose. Mais ce n'est pas tout, à la suite de ces séances de fatal balayage, où pourtant il avait recouvert sa tête d'un masque percé de deux trous munis de verres au niveau des yeux, notre confrere eut la curiosité d'examiner son mucus nasal ; il y trouva, en dépit de ces précautions, des bacilles très virulents dont l'inoculation coûta la vie à de nouveaux cobayes. Cette hécatombe de cochons d'Inde vous montre donc nettement que *en matière de tuberculose, la poussière, voilà l'ennemi !*

Nous connaissons maintenant d'une façon générale ce qu'est la tuberculose, nous avons vu quel est son mode le plus habituel de propagation, nous avons enfin reconnu, chemin faisant, l'importance des causes qui favorisent son développement, voyons comment ces données peuvent s'appliquer au monde spécial auquel vous appartenez.

Vous êtes exposés à la tuberculose à un double titre : d'abord comme exerçant une profession sédentaire, puisque, d'après les statistiques, celles-ci fournissent 30 0/0 du total des cas, alors que les travailleurs au grand air, les cultivateurs par exemple, n'en donnent que 11 0/0 ; en outre vos fonctions spéciales vous font courir certains risques particuliers : ce sont ces deux chapitres — le deuxième snrtout — qui vont fixer notre attention.

Vous savez à quel titre le sédentarisme agit : c'est en affaiblissant les moyens de défense de l'individu qui. privé d'air, de lumière, d'exercice, s'étiole et s'affaiblit ; mais, en outre, avec lui marche ordinairement de pair l'agglomération d'individus nombreux dans un espace restreint d'où un nouveau danger possible : la contagion, dans le cas où l'un d'eux est atteint d'une maladie, la tuberculose en particulier, et cette contagion, je vous le répète, est d'autant plus à redouter que les autres causes ont débilité l'organisme et l'ont mis en état de réceptivité.

Innombrables sont, dans le martyrologe de la phtisie, les observations de contamination d'atelier ou de bureau ; en voici une particulierement intéressante en raison de la gravité qu'elle a présentée et du soin, de la sagacité, de la conscience avec laquelle elle a été étudiée par un de nos maîtres. Dans un bureau comptant 22 employés — en dépit de l'exiguïté des lieux, de leur mauvais éclairage et de leur insuffisante aération — l'état sanitaire avait toujours été satisfaisant. En 1878, il y entra 2 tuberculeux ; chaque jour ils y vinrent, y travaillant, y toussant, y crachant à terre, pendant plusieurs années jusqu'à ce que la mort eut mis fin à leur long martyre. A la suite de cela, 13 employés tombèrent successivement malades et succombèrent à la tuberculose de 1884 à 1889. Cette mortalité extrême devait fatalement attirer l'attention de l'administration qui employait les victimes : c'est alors que le Docteur Marfan fut appelé à examiner la question et reçut carte blanche pour prendre toutes les mesures qu'il jugerait nécessaires. Son enquête lui révéla d'abord ce que je vous ai dit, la présence antérieure de deux tuberculeux comme point de départ de l'épidémie ; en outre il recueillit la poussière qui se trouvait dans les rainures du parquet et il l'inocula à des cobayes : ceux-ci devinrent tuberculeux et succombèrent avec des lésions absolument caractéristiques ; il put alors établir complètement la filiation des événements. Les employés arrivaient au bureau le matin de bonne heure, tout de suite après le balayage qui soulevait ces poussières et en chargeait l'air ; aussi, du jour où des

malades furent passés par le bureau, ces poussières, jusque-là sans
inconvénients, devinrent homicides. Pour y porter remède, on fit alors
évacuer les lieux, brûler le plancher, nettoyer à fond la pièce, refaire
les peintures, changer les papiers ; en outre on prescrivit de supprimer
à l'avenir le balayage à sec, on fit placer des crachoirs à portée des
employés et, depuis cette époque, plusieurs années se sont écoulées,
il ne s'est produit aucun nouveau cas de tuberculose.

Voila donc, messieurs, un premier danger pour vous, mais ce n'est
pas le seul ; et, pour vous faire voir les autres, si vous le voulez bien,
je vais vous accompagner rapidement dans les diverses circonstances
de votre vie professionnelle.

Avant tout, je pose en principe que, de vous tous qui m'écoutez :
magistrats, avocats, notaires, avoués, huissiers, commissaires-priseurs,
c'est le notaire et plus particulièrement son clerc qui est le plus exposé :
ce sont donc eux surtout que j'aurai en vue et c'est par eux que je
commencerai.

Messieurs les notaires, j'aime à rendre hommage au courage froid, à
l'insouciance profonde avec laquelle vous vous rendez au chevet d'un
malade sans vous enquérir des périls qu'il peut vous faire courir du fait
de sa maladie, surtout dans les milieux peu aisés, et partant peu acces-
sibles aux précautions hygiéniques, dans lesquels vous êtes appelés parfois à instrumenter ! Un mourant vous demande, vous allez vous enfer-
mer avec lui, écrire ses volontés dernières, que parfois sa voix défail-
lante ne peut vous transmettre que grâce au contact presque intime
de ses levres et de votre oreille.

Eh bien, messieurs, nombre d'entre vous ont payé de leur vie ce
dérangement ! On en cite çà et là des observations brutalement démons-
tratives, celles qui ont trait à des maladies aigues (récemment, par
exemple, on me citait plusieurs cas de variole contractee dans ces conditions), c'est que, alors, la contagion est nette, facile à mettre en
lumière ; mais quand il s'agit de maladies à longue incubation. à
évolution longtemps silencieuse comme la tuberculose, la filiation
des faits est plus difficile à établir ; mais cependant tout nous porte
à soupçonner la possibilité de leur transmission dans ces conditions.

Je passe ! Le client chez lequel je viens de vous suivre est mort !
Quelques jours après les obsèques vous revenez chez lui, et, cette fois,
vous n'êtes plus seul, vous y retrouvez en particulier le juge de paix qui
a apposé les scellés avec son greffier et le commissaire-priseur ; et tous
ensemble vous commencez à remuer la poussière du défunt : vous
fouillez les meubles pour y chercher les papiers dont vous prenez super-
ficiellement connaissance et que vous classez rapidement ; on sort
ensuite des armoires le linge, les vêtements, on les palpe, les retourne,
les énumère, les estime. Or, quand il y a eu apposition de scellés. tous

ces papiers, toutes ces hardes n'ont pu être passés à l'étuve, la désinfection de la pièce elle-même n'a pu souvent être pratiquée (d'ailleurs, dans le cas même où elle serait possible, elle manque souvent, aucune loi jusqu'ici ne l'ayant rendue obligatoire) ; la poussière qui résulte de toutes vos manipulations, poussière des lieux dans lesquels a succombe votre client, poussière provenant des vêtements qu'il a portés, des objets qn'il a maniés, cette poussière est donc fatalement dangereuse et vous l'inhalez à pleins poumons ! Tous les assistants courent donc les mêmes risques que les cobayes dont je vous parlais tout à l'heure lors du balayage du tapis contaminé !

Poursuivons : l'inventaire fini, vous rentrez à l'étude, emportant les papiers pour les classer : avec eux le péril vous suit ! Réfléchissez, en effet, un peu aux dangers qu'ils peuvent vous faire courir : considérez, par exemple, le livre de comptes ou le testament olographe d'un tuberculeux avare : notre bonhomme, pendant le cours de sa très longue maladie, a maintes fois lu et relu l'inventaire de ses chères valeurs (il est si doux de se sentir riche !) il a modifié et remanié son testament (il est si agréable de faire une niche à quelqu'un !) ; et, chaque fois, il a tourné et retourné les feuillets avec ses doigts mouillés de salive, de cette salive qui se mélange d'une façon constante aux terribles crachats du phtisique ! Lors de ses quintes de toux, il a projeté une poussière liquide infectée sur ces paperasses ! Tous ces produits dangereux se sont desséchés, et, quand vous les remuez, ils volent autour de vous et viennent se fixer dans vos narines, sur vos doigts, sur les autres dossiers qu'ils contaminent à leur tour ! Trop souvent encore il vous arrive, à vous aussi, d'humecter vos doigts de votre salive pour tourner, retourner, classer, reclasser les feuillets homicides et, presque à chaque cote, votre index porte sa charge de bacilles à votre bouche ; à la contagion par inhalation, vous ajoutez donc la contagion par ingestion !

Ce n'est pas encore assez, il faut que, trop souvent, midi vous surprenant au milieu de votre travail, l'étude se change pour quelques instants en réfectoire. Hâtivement chacun de vous installe son couvert au milieu des dossiers qu'il écarte tout juste assez pour se faire la place strictement nécessaire et il commence son repas, ou plutôt, devrais-je dire, il commence une nouvelle et copieuse ingestion de bacilles. En effet les poussières de toutes sortes qui flottent dans l'étude viennent souiller le pain, infecter la boisson dans votre verre, se déposer sur la tranche de jambon, sur le morceau de fromage qui sont devant vous. Et ne croyez pas que les risques ainsi courus soient négligeables.

Le fait suivant, que j'emprunte tout entier à un savant autrichien, vous en fournira la preuve : « Me trouvant un jour, dit-il, occupé à des travaux bactériologiques au laboratoire de Weichselbaum, pendant un repos, je me fis apporter du raisin pour me rafraîchir Ce raisin avait sejourné pendant quelque temps dans un panier à l'extérieur et il était tellement couvert de poussière que l'eau dans laquelle je le lavai était absolument sale et noirâtre En examinant cette eau, je réfléchis que la rue voisine était fréquentée par de très nombreux tuberculeux qui se rendent à la Clinique ct que ces gens ne se gênaient pas pour cracher à terre ; la poussière, si abondante à Vienne, avait donc des chances de contenir des bacilles Pour m'en rendre compte, j'injectai à trois cochons d'Inde 10 centimètres cubes de cette eau : l'un mourut en deux jours de péritonite, quant aux deux autres, ils succombèrent au bout de quarante-cinq et de cinquante-huit jours présentant des lésions tuberculeuses manifestes partant du point de l'injection ».

Je sais bien que cette coutume du « déjeuner d'étude » tend à disparaître à Paris, mais elle subsiste encore en province et, d'ailleurs il suffirait qu'elle existât dans une seule étude pour qu'il soit de mon devoir d'en signaler les dangers

D'autres fois enfin, dans des études plus modernes *en apparence*, ce n'est pas la salle de travail qui voit votre repas, c'est une pièce voisine, racoin plutôt que salle, lieu déshérité où la lumière pénètre à peine (ce qui explique sans doute qu'on ne l'ait pas utilisé pour un bureau) ou quelques dossiers poudreux attendent leur classement dans un cartonnier.

Eh bien, dans ces conditions, le péril est le même. car la poussière y pénètre et vous y suit. Enfin, dans tous les cas, il y a toujours à déplorer l'absence ordinaire de lavabo où vous pourriez, avant le repas, nettoyer vos mains souillées par le contact des dossiers contaminés !

Enfin ce n'est pas assez d'avoir inspiré la poussière bacillaire au chevet du malade, de l'avoir rapportée avec ses papiers après son décès, de l'avoir ingérée lors de vos repas, il faut encore que, chaque jour, sous prétexte de balayage, on soulève cette poussière, de telle sorte, que, le matin, à votre entrée dans l'étude, elle flotte âcre et irritante, piquant le nez, excitant la toux et l'éternuement : on a donné des ailes a votre ennemi ! Et vous recommencez dans ces conditions le labeur de la veille et la contagion se continue, attendant un moment où vous serez, pour une raison quelconque, moins résistant, plus fatigué, pour vous prendre et vous terrasser !

Messieurs, j'en ai fini avec les périls inhérents à l'exercice du notariat, je passe à ceux des autres professions similaires.

Le juge de paix et son greffier ont contre eux les risques qu'ils courent lors de l'apposition des scellés et de leur participation dans ce cas à l'inventaire, mais leur contact avec les produits nocifs est de bien plus courte durée, puisqu'ils n'emportent aucun papier, ni aucun objet avec eux.

L'huissier court quelquefois des dangers analogues lors des saisies qui — au point de vue hygiénique seulement, bien entendu — ressemblent singulierement à l'inventaire.

Quant au commissaire-priseur il trouve réunis à l'hôtel des Ventes une aération et une ventilation insuffisantes, la présence d'une foule disparate et le maniement des meubles, hardes et bibelots provenant d'individus le plus diversement contaminés !

Il me reste à parler, pour finir, de l'avoué. Celui-ci ne court guère que les risques provenant des dossiers dangereux transmis par le notaire en cas de procédure après décès ; cependant je crois qu'il serait peut-être bon, à propos de lui, de faire une petite incursion au Palais où l'amènent ses fonctions et où les occasions de contagion sont loin d'être exceptionnelles. Je vous y feiais voir de rares *crachoirs à côté desquels on crache,* (il est vrai que telle est la définition que l'on pourrait proposer à l'Académie car elle est seule exacte); et, dans ces crachoirs, je vous ferais voir — c'est la classique et indestructible erreur officielle — du sable, c'est-à-dire une substance pulvérulente, avide d'eau, où le crachat égaré sera mis dans les meilleures conditions pour se dessécher rapidement et être enlevé ensuite sous forme de poussière par le tourbillon qui accompagne le passage d'un maître revêtu de sa robe ou le froufrou bruyant des jupes d'une jolie plaideuse.

Il y a plus grave encore : pénétrons dans une salle d'audience quelconque, que ce soit au Civil où se rend l'avoué ou bien en Correctionnelle ou aux Assises où magistrats, avocats, accusés, gardes, témoins, public s'entassent, regardez à vos pieds, à l'endroit où stationne le pittoresque — et souvent recommandable — public debout, vous serez fascinés par l'aspect humide de ce sol parqueté qui ressemble par trop à une grève de l'Océan recouverte par les innombrables glauques et opalines méduses que la marée y aurait abandonnées ! Et tout cela se dessèche, puis voltige et est inhalé pour le malheur de nos organes à tous, des vôtres en particulier !

Vous m'en voudriez, messieurs, si je vous laissais sous la terrible impression des dangers que vous courez, et je suis, en effet, d'avis qu'il vaudrait mieux, pour vous, rester dans l'ignorance des périls auxquels vous êtes exposés, s'il n'y avait à vous enseigner parallèlement des moyens efficaces de vous en défendre : c'est à l'étude de ces moyens que je passe maintenant !

Il faut, vous disais-je au commencement de cette conférence, pour faire un tuberculeux, deux éléments : un microbe et un terrain prêt à le recevoir, à le faire germer et à satisfaire à tous les besoins de son évolution, de sorte que la lutte contre cette maladie doit viser à la fois ces deux éléments. Occupons-nous d'abord des moyens d'éviter le microbe !

Il ne saurait malheureusement être question en ce moment d'obtenir la disparition du bacille de Koch de notre atmosphère puisque l'éducation populaire et mondaine est totalement à faire en ce qui concerne les précautions à prendre en cas de maladie contagieuse pour ne pas la propager autour de soi ; mais on peut, tout au moins, *rendre le microbe moins apte à nuire au lieu de favoriser sa vie et sa dissémination* comme on le fait trop souvent, ainsi que je vous en citais tout à l'heure de nombreux exemples tirés en particulier de votre vie professionnelle

Les locaux d'habitation, quels qu'ils soient, devraient être toujours suffisamment vastes, éclairés et aérés ; cela est particulièrement vrai des lieux de travail où sont forcément réunis des individus d'âges divers et de santés variables dont quelques-uns sont peut-être déjà, sciemment ou non, atteints de la terrible maladie dont je vous parle.

On ne devrait surtout jamais avoir devant les yeux ce spectacle pénible de pièces petites, sombres, basses de plafond, où, presque coude à coude, presque nez à nez, travaille environ un homme par mètre carré de surface. L'étude de l'officier public ou ministériel ne devrait jamais présenter ce lamentable aspect, comme cela se voit trop souvent : je la voudrais non pas luxueuse, cela est inutile, et, je crois, trop en opposition avec les principes d'austérité de votre profession (d'ailleurs le luxe avec ses tapis, ses tentures, ses glaces, ses corniches saillantes seraient, dans le cas particulier, gros de dangers), je la voudrais seulement d'un *confort, d'une propreté, d'une asepsie irréprochable.*

Le sol devrait en être imperméabilisé de façon à pouvoir *supprimer le classique balayage à sec* qui soulève la poussière et, comme je vous le disais, il y a quelques instants, donne en quelque sorte aux microbes des ailes pour monter jusqu'à vous ; *on le remplacerait par l'essuyage au moyen de chiffons mouillés* ou bien au moyen de sciure de bois que l'on jetterait ensuite au feu ; en outre il serait bon de faire de temps à autre, une fois par semaine par exemple, un nettoyage à grande eau. Ce progrès pourrait, en somme, être accompli à peu de frais ; je ne parle pas, en effet, de substituer aux planchers cirés l'antique carreau de brique ou la coûteuse et froide mosaïque, mais il existe des enduits spéciaux qui réalisent parfaitement les conditions demandées ; enfin on pourrait encore employer le linoléum.

L'étude devrait, en outre, être vaste, de façon que chacun de vous puisse disposer d'une place suffisante ; il est classique, et à juste titre, de demander au moins un mètre de distance entre deux personnes qui travaillent vis-à-vis, de façon à éviter la contamination par l'intermédiaire des poussières liquides bacillifères que l'une d'elles, dans le cas où elle serait atteinte de tuberculose, pourrait projeter en parlant, toussant ou éternuant ; en outre, en vous répartissant sur un espace plus étendu, vous disposerez fatalement d'un cube d'air plus grand et vous ressentirez moins les effets de l'atmosphere confinée. Or cette inanition d'air (pour employer l'expression de Peter qui la rapprochait de l'inanition alimentaire) est une des grandes causes qui prédisposent à la tuberculose et lui préparent le terrain en affaiblissant l'organisme sur lequel elle évoluera : vous n'avez, pour vous en convaincre, qu'à vous reporter aux chiffres que je vous ai donnés relativement à la prédominance de cette maladie chez les individus qui exercent des professions sédentaires.

C'est dans le même ordre d'idées que je vous demanderai de bannir les poêles à faible tirage qui rendent toxique l'atmosphère de vos études, et aussi de rejeter les becs de gaz à forte consommation qui en élèvent la température d'une façon exagérée et, en même temps, consomment autant d'oxygène que plusieurs adultes ; chaque fois que vous le pourrez, employez donc le chauffage par la vapeur ou l'eau chaude ou bien, à défaut, au moyen de feux vifs allumés dans des cheminées ; et, pour l'éclairage, donnez la préférence à l'électricité.

D'ailleurs, l'éclairage artificiel doit être réservé aux heures de nuit et jamais il ne devrait, comme on le voit trop souvent, être indispensable d'y recourir toute la journée en raison de l'obscurité habituelle des locaux. Je demande instamment que la lumière du jour pénètre jusque dans les moindres coins : d'abord — et ceci sort de mon sujet — pour épargner à vos yeux une fatigue inutile ; mais surtout parce que la lumière solaire est un des plus grands moyens de stérilisation, et peut-être le meilleur, le plus efficace, dont nous disposions.

En voulez-vous une preuve, je vous citerai l'experience suivante de notre grand Pasteur : il prenait une culture de microbes extrêmement virulente, dont une fraction de goutte était capable de tuer en quelques instants un lapin ou un chien ; eh bien, après deux heures d'exposition au soleil, après un peu plus de temps à la lumière diffuse, cette culture devenait presque inoffensive à des doses cent fois supérieures à celle qui était primitivement mortelle

Laissez donc pénétrer le jour, laissez-le inonder les pièces et il détruira plus de bacilles que ne le ferait le plus prodigieux, le plus caustique ou le plus mal odorant des antiseptiques que la chimie pourrait mettre entre nos mains !

Ce n'est pas encore tout : je voudrais voir, pour compléter votre mobilier, de nombreux crachoirs à votre portée ; et, sous ce nom de crachoir je désigne non pas la classique cuvette basse en fonte émaillée remplie de sable ou de sciure qui est aussi peu faite pour recevoir le crachat que le sol qui l'entoure ; je désigne un récipient qui serait placé sur un support pour que l'on puisse facilement y cracher sans avoir à accomplir des tours de force de précision et sans être un tireur émérite ; il serait, en outre, rempli de liquide pour éviter la dessiccation des produits d'expectoration ; c'est dans cet instrument — que l'on rencontre à la vérité bien rarement — que l'on devrait cracher et nulle part ailleurs, même pas dans le mouchoir de fine batiste, produit de notre sybarite civilisation, car il n'y a que dans ces conditions que vous serez *certains* de ne faire courir aux autres aucun danger !

Beaucoup d'entre vous m'objecteront, il est vrai, qu'ils ne sont pas phtisiques, que par suite cette précaution est inutile pour eux et devrait être réservée aux seuls malades ! A cela je répondrai qu'il y aurait tout avantage à voir cette habitude se répandre parmi les gens sains : de la sorte un tuberculeux ne serait pas exposé à transmettre sa maladie par ignorance pendant la période parfois très longue où elle évolue sourdement et où elle n'est pas encore reconnue ; enfin il est bon de vous faire remarquer que, dans un milieu où tout le monde userait du crachoir, le malade ne serait pas exposé de ce fait à être désigné d'une façon spéciale à l'attention de collègues peureux qui pourraient en arriver à le traiter comme un lépreux et presque à lui imposer les cliquettes comme au moyen âge ! C'est donc une habitude générale utile à faire prendre par tous et je compte sur les fumeurs pour la lancer et la vulgariser !

Il en serait de même de l'emploi du crachoir de poche, cet instrument si rare, il y a deux ans encore, qu'un médecin déclarait à la Société médicale des hôpitaux n'avoir pu en trouver un seul chez les fabricants d'instruments de chirurgie : il serait, lui aussi d'une réelle nécessité ; il n'y a d'ailleurs aucune objection sérieuse a lui faire : le milliardaire americain pourrait en avoir un en riche cristal taillé et incrusté de pierreries, tandis que le pauvre ouvrier en aurait un en verre sombre et sans ornements, on retrouverait donc les mêmes différences qu'entre le fin mouchoir de batiste garni de riches dentelles et le vulgaire mouchoir à carreaux; qu'un snob qualifié, fumeur de coûteux havanes, lance à Longchamps un jour de Grand Prix cet instrument, il aura rendu un fier service à l'humanité . bien plus grand en tous cas que l'inventeur inconnu du mouchoir de poche !

Mais, hélas, ce jour n'est sans doute pas près de luire, il faut donc m'en tenir à ce que vous pouvez m'accorder sans rompre en visière avec l'opinion et sans faire preuve d'un courage exceptionnel : il est donc entendu que vous ne cracherez jamais à terre et que vous réclamerez partout, de vos patrons, Messieurs les clercs, de l'administration du Palais, Messieurs les avocats, des crachoirs remplis de liquide et placés à portee de votre bouche !

Lors de vos opérations à domicile, soit au cours d'une maladie, soit après décès, il est presque impossible pour vous d'exiger des garanties hygiéniques sérieuses et de prendre des précautions réellement efficaces : il serait évidemment très désirable que les locaux soient désinfectés, mais les scellés mettent trop souvent obstacle à l'exécution *con-*

venable de cette mesure. Toutefois il est une précaution que vous pourriez prendre facilement. ce serait de faire subir aux papiers que vous emportez dans vos études une désinfection que les vapeurs pénétrantes du formol rendent réalisable sans qu'il en résulte le moindre inconvénient, ni la moindre détérioration : serait-ce donc une utopie, un rêve chimérique que de désirer voir, dans une pièce annexée à l'étude, une étuve de faibles dimensions où on laisserait les papiers se désinfecter avant de les classer et de les manipuler !

Quoi qu'il en soit, que ce progres soit réalisé ou non, apres ce que je vous ai dit du danger des poussières, il est urgent que vous renonciez à l'habitude traditionnelle d'humecter vos doigts avec votre salive pour tourner les feuillets d'un dossier, fût-il même stérilisé ! Vous aurez donc, pour remplacer votre bouche, à votre portée, un petit godet rempli d'un liquide quelconque antiseptique ou non.

J'aurais encore, dans le même ordre d'idées, à vous mettre en garde contre les dangers qu'il y a à porter à la bouche les manches de vos porte-plume lors de vos instants de réflexion ou de rêverie. ou bien les pointes de vos crayons quand vous vous en servez pour écrire . songez, en effet, que ces instruments peuvent avoir servi à des individus malades !

Enfin je vous conseille d'abandonner complètement la coutume, d'ailleurs en voie de disparition, du déjeuner d'etude, puisque, en ce moment encore, vos études sont dangereuses ; d'ailleurs, si vous sortez pour prendre votre repas, on pourra et *on devra* en profiter pour aérer largement vos lieux de travail : en rentrant, vous trouverez donc l'air renouvelé et purifié ; ce sera par suite un nouveau bénéfice pour vous !

Je crois qu'il est inutile de vous recommander en outre de toujours laver soigneusement vos mains avant le repas de façon à éviter de porter sur vos aliments les souillures de toutes sortes qui auront pu les salir ; il serait donc bon que vous ayez dans vos études un lavabo convenablement installé : voilà, messieurs les clercs, encore une nouvelle amélioration à réclamer !

Messieurs, si toutes ces mesures étaient réalisées, les chances de contamination seraient formidablement diminuées ; mais enfin un bacille pourrait encore se glisser dans l'étude la mieux tenue, dans celle qui serait la plus hygiéniquement conçue et entretenue ; vous compléterez donc ces précautions en vous conservant en état de résister à la contagion, c'est de ces conditions personnelles, deuxième point de la lutte que nous avons entreprise, que je veux vous entretenir en terminant.

Je ne vous ferai pas l'injure de vous parler de l'alcoolisme et je ne vous citerai que pour mémoire la phrase imagée et terriblement exacte dans sa brutalité du professeur Hayem : « la tuberculose se prend sur le zinc » ; je sais en effet que les gens de votre profession sont sobres : ce n'est donc pas de ce côté que j'aurai des recommandations à vous faire. Je sais également que vous êtes, en général, non pas parmi les favorisés de la fortune, mais enfin que vos salaires vous permettent un certain bien-être : maladie de misère, telle n'est donc pas, je le souhaite, l'épithète applicable à la maladie qui vous décime.

Que vous reste-t-il donc à vous conseiller ? Peu de chose en somme : fuir les excès et surtout profiter de vos dimanches pour aller respirer au grand air et ventiler vos poumons ; mais, par-dessus tout, ce qu'il faut, c'est éviter, lorsque vous êtes souffrants du moindre malaise, convalescents ou surmenés — c'est-à-dire en somme en état de moindre résistance — de vous soumettre aux causes de contagion que vous rencontrez dans l'exercice de vos fonctions : quand il s'agira, par exemple, d'aller au chevet d'un malade pour un acte, ou bien à son domicile après son décès, aux fins d'inventaire, il faudra absolument choisir, chaque fois que cela sera possible, quelqu'un d'entre vous qui soit tout à fait bien portant. Au retour de cette opération, prenez le chemin le plus long (l'ecole buissonnière prophylactique !). allez à pied en suivant le côté ensoleillé de la rue ; de cette façon — et en y ajoutant un nettoyage soigné des mains, de la face, et aussi de la bouche — vous échapperez presque sûrement à la contagion.

Messieurs, j'en ai fini ; pour conclure je vous recommanderai de vous unir tous pour faire face à l'ennemi : ce n'est que si chacun fait son devoir, du haut en bas de l'échelle sociale, que les progrès effrayants de la terrible maladie qu'est la tuberculose pourront être enrayés. Messieurs les officiers ministériels, il y va de votre intérêt propre. en même temps que de votre devoir, de réaliser les réformes que j'ai énumérées ; songez en effet (et j'ai honte vraiment de faire appel à l'égoisme quand il s'agit de professions où des preuves de solidarité aussi éclatantes ont été données), songez, messieurs, que vous-mêmes êtes exposés à contracter cette grave maladie dans vos études et que, par conséquent, vous êtes intéressés à y maintenir l'état sanitaire aussi parfait que possible pour diminuer vos chances personnelles de contagion !

Quant à vous, messieurs les clercs. je vous demande de ne pas rendre vaines les mesures qui auraient pu être prises, et le seul devoir que la science vous impose, c'est *de cracher dans les crachoirs et non ailleurs ;* c'est donc peu de chose, et cependant un progrès énorme serait accompli si cette excellente habitude se répandait enfin dans tous les milieux !

J'espère, messieurs, que vous m'excuserez de vous avoir tenus si longtemps sur une question aussi étrangère à celles qui font l'objet de vos réunions hebdomadaires ; j'y ai été incité par votre président et votre vice-président, je dois donc en partager la responsabilité ou l'honneur avec eux En tous cas. si j'ai pu vulgariser, mettre en lumière des vérités méconnues, provoquer des réformes nécessaires, économiser peut-être quelques existences humaines, c'est à eux, messieurs, que vous devez adresser vos remerciements !

Docteur E. CONTET,

Médecin en chef du Dispensaire anti-tuberculeux des Batignolles

Médecin de la Société mutuelle de secours et de retraites pour les clerc de notaire

Professeur de l'Association polytechnique

ÉVREUX, IMPRIMERIE DE CHARLES HÉRISSEY